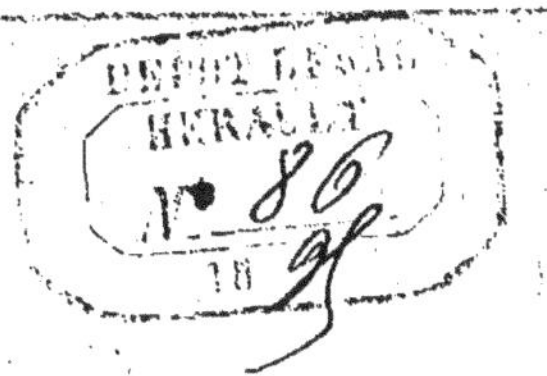

AF586464

CONTRIBUTION A L'ÉTUDE

DES

SUEURS AVEC APYREXIE

DANS LA PERIODE PRÆTUBERCULEUSE

DE LA PHTISIE PULMONAIRE

PAR

M. Joseph LASSALLETTE

DOCTEUR EN MÉDECINE

MONTPELLIER

TYPOGRAPHIE ET LITHOGRAPHIE CHARLES BOEHM

ÉDITEUR DU NOUVEAU MONTPELLIER MÉDICAL

1895

Td 97. 712

CONTRIBUTION A L'ÉTUDE

DES

SUEURS AVEC APYREXIE

DANS LA PÉRIODE PRÆTUBERCULEUSE

DE LA PHTISIE PULMONAIRE

PAR

M. Joseph LASSALLETTE

DOCTEUR EN MÉDECINE

Ex-Interne de l'Hôpital de Cette

MONTPELLIER

TYPOGRAPHIE ET LITHOGRAPHIE CHARLES BOEHM

ÉDITEUR DU NOUVEAU MONTPELLIER MÉDICAL

1895

A la Mémoire de mon Oncle M. BOALA

Chevalier de la Légion d'Honneur

A MON PÈRE — A MA MÈRE

A ma Tante Madame Veuve BOALA

A MES SŒURS

A MON BEAU-FRÈRE

A MES PARENTS

A MES AMIS

J. LASSALLETTE.

A MON PRÉSIDENT DE THÈSE

Monsieur le Professeur BERTIN-SANS

Témoignage de ma vive reconnaissance.

J. LASSALLETTE.

A Monsieur le Docteur Henri BERTIN-SANS

Chef des Travaux pratiques de Physique à la Faculté de Médecine

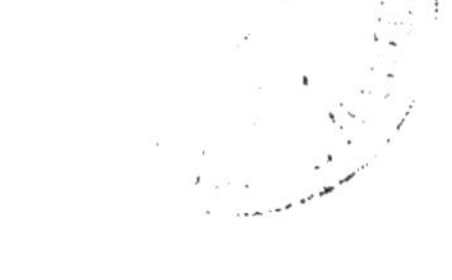

A Monsieur le Professeur Agrégé DUCAMP

Ma plus vive reconnaissance.

A Monsieur le Professeur CARRIEU

J. LASSALLETTE.

A Monsieur E. LURGUIE

Pharmacien

Et à Madame LURGUIE

A Monsieur le Docteur HERMANTIER

Médecin-major à Aix
Chevalier de la Légion d'Honneur

A Messieurs les Docteurs PETIT et SCHEYDT

Médecins de l'Hôpital Civil de Cette

Et à Monsieur le Docteur DUFFOURS

Chirurgien de l'Hôpital Civil de Cette

A TOUS MES MAITRES

J. LASSALLETTE.

INTRODUCTION

Il n'est pas rare, il est même de règle d'observer, chez les tuberculeux, d'abondantes sueurs s'accompagnant de fièvre, mais d'une fièvre spéciale, la fièvre hectique. Cela est si vrai, dans l'immense majorité des cas, que Peter a pu dire que « les tuberculeux suent parce qu'ils ont de la fièvre ; ils suent parce qu'ils dorment ; ils suent parce qu'ils vont mourir ».

Mais ne peut-il pas y avoir des exceptions à la règle, et ne peut-il pas se faire que les sueurs se montrent chez des malades atteints par le germe tuberculeux, avec une apyrexie complète ? C'est notre manière de voir.

En effet, durant la courte période d'internat à l'hôpital de Cette, il nous a été donné d'observer, dans le service de M. le médecin-major Hermantier, un cas fort intéressant de tuberculose à son début, ne se manifestant que par des crises sudorales très intenses et par une apyrexie complète.

Nous avons suivi ce malade avec le plus grand soin, et durant ses crises nous n'avons trouvé chez lui qu'une grande faiblesse et une petite toux sèche persistante.

Aussi dès le début, le diagnostic est-il resté en suspens ; toutefois, en présence de ces sueurs généralisées sur tout le corps et très abondantes, de cette grande faiblesse et de l'amaigrissement, nous n'avons pas hésité à diagnostiquer une tuberculose à la période de début.

Aujourd'hui notre malade est en pleine possession du bacille tuberculeux ; la percussion et l'auscultation nous révèlent les signes cliniques de la terrible maladie ; l'examen bactériologique des crachats nous a permis de découvrir l'agent contagieux ; de plus, ce malade tousse, il expectore, mais encore en petite quantité ; il maigrit, quoique son appétit soit fort bon, et il se fatigue facilement.

De tous ces signes cliniques et de la recherche bactériologique, il nous est permis de peser sûrement notre diagnostic : c'est de la bacillose, au début ; mais ce qu'il nous importe de mettre en lumière, ce sont ces sueurs si abondantes accompagnées d'apyrexie, manifestations de la période prætuberculeuse.

Pensant que ce cas présentait un certain intérêt à être étudié, nous l'avons choisi pour sujet de notre travail inaugural, que nous avons divisé en trois parties :

D'abord, un court historique fera l'objet du premier chapitre.

Le deuxième chapitre comprendra la physiologie pathologique des sueurs.

Le troisième traitera de leur valeur et de l'apyrexie au point de vue du diagnostic de la phtisie.

Et enfin un court résumé.

Et maintenant que nous touchons au terme de notre scolarité, qu'il nous soit permis d'adresser à tous les maîtres de cette Faculté de Montpellier l'expression de notre profonde gratitude pour les bons conseils qu'ils nous ont donnés.

Nous ne saurions assez remercier M. le professeur E. Bertin-Sans, qui, durant le cours de nos études, n'a cessé de nous entourer de sa bienveillante sollicitude.

Aujourd'hui encore, en nous faisant l'honneur d'accepter la présidence de notre thèse, il nous en donne une nouvelle preuve ; qu'il daigne agréer l'expression de notre reconnaissance la plus sincère et la plus inaltérable.

Que M. le Dr Henri Bertin-Sans, qui nous a souvent aidé de ses bienveillants conseils, veuille bien agréer l'hommage de notre profonde gratitude.

Nous ne saurions oublier d'adresser nos plus vifs remerciements à M. le professeur Carrieu, pour l'intérêt qu'il nous a toujours porté, et à M. le professeur agrégé Ducamp, qui n'a pas hésité pour nous consacrer son temps et sa peine, et a bien voulu nous guider dans notre modeste travail. Qu'il soit bien persuadé que nous n'oublierons jamais le gracieux accueil qu'il nous a toujours fait et la bienveillance qu'il nous a témoignée.

Nous nous faisons également un devoir de remercier M. le professeur Granel et MM. les professeurs agrégés Gilis et Gerbaud, pour les sages conseils qu'ils nous ont donnés et l'intérêt qu'ils nous ont porté.

Enfin, nous vous remercions tous, Maîtres de cette Ecole, pour l'enseignement que vous nous avez si généreusement donné, et nous nous estimons heureux, si nous pouvons vous suivre dignement dans la voie si pénible que vous nous avez tracée.

CONTRIBUTION A L'ÉTUDE

DES

SUEURS AVEC APYREXIE

DANS LA PÉRIODE PRÆTUBERCULEUSE

DE LA PHTISIE PULMONAIRE

CHAPITRE PREMIER

Historique.

Dans ses débuts, la maladie due à la présence du bacille de Koch, dans le tissu pulmonaire, affecte différentes formes sur lesquelles il y a fort de choses à dire, et que bien les auteurs ont mises en lumière.

Tous les auteurs signalent, en effet, des signes cliniques qui semblent généraux, paraissent s'adresser à tous les cas ; et parmi ces symptômes du début, qui peuvent persister dans les périodes ultérieures de la maladie, il convient de noter les *sueurs nocturnes* et la *fièvre*.

Ces deux signes cliniques ont été observés de tout temps et dans l'immense majorité des cas ; ils marchent de pair.

D'après Peter, la température locale du thorax, s'élève dans tous les points où existent des tubercules, et dès qu'il en existe. Il arrivait à expliquer jusqu'à un certain point la pathogénie des sueurs nocturnes, mais il se trouvait arrêté dans l'explication pathogénique des sueurs du réveil; il avouait « qu'elles restaient en soi passablement mystérieuses ».

Louis voyait dans ces troubles sudoraux une manifestation du génie de la maladie, quelque chose de spécifique en un mot.

L'abondance de ces sueurs est telle, chez la plupart des phtisiques, que ce symptôme mérite de prendre place parmi les plus pénibles. Elles se montrent à tout propos; la toux, la dyspnée les efforts, la *fièvre*, les font apparaître, mais elles prédominent surtout au réveil. C'est dans l'adynamie et la gêne respiratoire qu'il faut chercher leur raison d'être.

Leur influence fâcheuse a été notée par tous les cliniciens. On en a même exagéré l'importance quand on les a accusées de produire un affaiblissement rapide. En réalité, elles témoignent de cet affaiblissement plutôt qu'elles ne le causent.

Les sueurs des phtisiques se montrent de préférence à la région dorso-lombaire, à la poitrine, aux mains; ce n'est que plus tard qu'elles deviennent profuses et colliquatives. On peut aussi les considérer comme un phénomène d'origine réflexe, dont le point de départ serait placé dans une excitation des terminaisons nerveuses dans le poumon.

Au debut, ces sueurs peuvent être assez abondantes pour effrayer le malade, auquel elles ravissent le sommeil. Mais il peut se faire aussi qu'elles fassent absolument défaut chez des malades qui sont arrivés au dernier terme de la cachexie tuberculeuse».

Andral l'avait observé :

« J'ai rencontré, dit-il, plus d'un malade dont le poumon était creusé de cavernes, et qui, jusqu'à sa mort, n'avait présenté aucune augmentation de l'exhalation cutanée.

On a voulu délimiter des phases dans la crise sudorale ; il y d'abord, a-t-on dit, un stade de refroidissement suivi bientôt de frissons, auxquels succède une grande chaleur, et enfin apparaît la sueur. Certains d'entre les malades n'ont même pas la sensation de chaleur ; ils se réveillent mouillés et ne s'aperçoivent de leurs sueurs que par la sensation de fraîcheur que leur procure leur chemise trempée par le liquide exhalé.

D'après Graves, les sueurs des phtisiques se montrent avant l'accélération du pouls, avant les symptômes de la fièvre hectique, et il les considère alors comme provenant de la débilité même à laquelle on doit rapporter le développement de la maladie.

Pidoux, lui, est d'un avis contraire ; les sueurs, à son avis, ne se montreraient qu'autant qu'il y aurait ramollissement des tubercules, qu'il compare à des foyers de suppuration.

Hughes Bennet[1] considère les sueurs, chez les pthisiques, comme un signe de faiblesse ; il les rattache à la diminution de la vaporisation contre-balancée par un surcroît d'activité de la peau, qui devient extraordinairement sensible aux variations de température.

Presque tous les auteurs ont considéré ces sueurs, si abondantes, comme inséparables de la débilité tuberculeuse ; elles sont dominées par l'état diathésique mauvais et apparaissent de préférence à certaines heures, principalement aux heures du sommeil.

Il est également admis que le phtisique sue depuis le moment qui indique le début de son mal jusqu'au jour où, épuisé, il aura fini de souffrir.

Et si on recherche la cause première de ces sueurs, quelle est-elle ? Est-ce la fièvre ?

D'après Peter, elle en serait la cause. Mais, s'il nous est donné de constater simultanément, chez un tuberculeux, une sudation excessive et la fièvre avec des caractères qui lui sont propres, il

[1] H. Bennet ; Pathologie and treatement of pulm tuberculosis, Edinburg 1853.

n'est pas rare que nous nous trouvions en présence d'une sécrétion exagérée alors que le thermomètre ne s'éloigne pas sensiblement de la normale, et l'on cite des cas où la température n'a pas dépassé 37°,2 et le pouls 76.

Louis avait très bien observé ce phénomène : « Les phtisiques, dit-il, peuvent avoir de la fièvre sans sueurs et des sueurs sans fièvre ».

On s'est demandé si la fièvre existait au début de la tuberculose. Pour Sydney-Ringer [1], il y a probablement élévation continue de la température dans tous les cas où le tubercule se développe dans l'un quelconque des organes.

Il n'est pas question de la période prætuberculeuse. Pour Bilhaut, la phtisie pulmonaire s'accompagne, dès le début, d'une élévation thermique. Louis n'était pas aussi affirmatif ; il avait remarqué que le mouvement fébrile n'apparaît avec les premiers symptômes que dans un cinquième des cas, qu'il commence dans un autre cinquième à un moment quelconque de la période qui précède le ramollissement, enfin que, dans les trois cinquièmes restants, il survient pendant la phase même de la fonte tuberculeuse.

Lebert [2] affirme que la marche de la température, dans la tuberculose, n'a pas de caractères spécifiques, et Williams [3] avance que, dans la phtisie, la température est voisine de la normale et lui est quelquefois même inférieure.

La divergence de ces opinions indique, à notre avis, que les modifications de la température dans la phtisie initiale sont loin d'avoir la netteté que Wunderlich et Sydney-Ringer se plaisaient à leur reconnaître. Elle est probablement due à ce que, dans bien des cas, on a rattaché à la phtisie elle-même une élévation thermique provoquée par une complication concomitante.

[1] Sydney-Ringer ; Medical Times and Gazette, 1868.
[2] Lebert ; Deutsch Arch. f. klin. med., 1872.
[3] Williams ; Temperature in phtisis (The Lancet, 1875).

« En résumé, dit Battle, la fièvre qui correspond à la germination des tubercules pulmonaires est peu accentuée ; elle est plutôt caractérisée par une accélération du pouls, par une excitation anormale du système nerveux vaso-moteur et des sensations subjectives que par une élévation de la température. Celle-ci atteint à peine un degré ou un degré et demi et coïncide avec l'ascension vespérale physiologique. Plus rarement, elle peut prendre un caractère intermittent. Mais, ajoute-t-il, pour si peu marquées que soient ces variations thermiques, lorsqu'elles se produisent en dehors de toute lésion apparente des organes, soit en pleine santé, soit dans la convalescence des maladies graves, elles doivent attirer l'attention du médecin et le forcer à examiner la poitrine ».

A notre avis, non seulement la température peut, dans la période prætuberculeuse de la phtisie, descendre à la normale, mais peut revêtir une forme hypothermique et s'accompagner en même temps de sueurs très abondantes, sueurs constituant une des crises sudorales très nettes.

CHAPITRE II.

Physiologie pathologique des sueurs.

On a beaucoup expérimenté, dans ces derniers temps, pour expliquer l'action du système nerveux sur la sécrétion des glandes sudoripares. Comme toutes les glandes de l'organisme, les glandes sudoripares sont pénétrées par des filets nerveux, non point seulement destinés à en assurer la nutrition et le fonctionnement intégral, mais qui encore, soumis à des influences centrales autres qui les dominent, relient par cela même le fonctionnement de la glande à ces influences auxquelles il ne saurait échapper. Nerfs excito-moteurs de la sueur, leur existence, alors même que les physiologistes sont en désaccord sur les voies de leur parcours (sympathique ou moelle) ou centres d'où ils émanent, ne demandent plus à être démontrés.

Déjà, dans les années 1874 et 1875, Vulpian, dans son travail sur les vaso-moteurs, avait émis quelques idées concernant cette influence propre du système nerveux sur la sécrétion sudorale qui, jusque-là, avait été considérée surtout comme un acte de filtration mécanique dans lequel les nerfs ne seraient intervenus que d'une façon des plus indirectes par l'intermédiaire de leurs filets vaso-moteurs.

Il parait naturel, dit Vulpian, de croire que l'augmentation de sécrétion sudorale est due à une paralysie de l'influence nerveuse agissant sur les glandes sudoripares, et cette déduction paraît plus légitime encore, puisqu'on sait que l'excitation, après une section, fait cesser la diaphorèse. (Cl. Bernard).

Mais ce sont surtout Ostroumow et Luchsinger qui ont fait de nombreuses recherches à ce sujet, vers 1876. Ce dernier auteur a déterminé, par des expériences concluantes, que les sueurs étaient sous l'influence du système nerveux, et il alla même plus loin en démontrant, dans le nerf sciatique, l'existence des nerfs excito-sudoraux des membres postérieurs et en précisant le point de départ et le trajet de ces nerfs. Pour cela, il ouvrit l'abdomen d'un chat préalablement curarisé, fit la section du cordon sympathique abdominal. Or, l'excitation faradique du segment inférieur de ce nerf produisait constamment une sécrétion sudorale abondante sur le membre correspondant à l'excitation, et cette sécrétion s'arrêtait lorsqu'on sectionnait le sciatique de ce côté. De même, lorsqu'on avait coupé le sympathique abdominal et placé l'animal dans une étuve, les sueurs ne se produisaient plus du côté opéré, alors que les trois autres membres étaient en pleine diaphorèse.

Les faisceaux vaso-moteurs auraient donc un trajet bien déterminé, et Luchsinger admettait que ces faisceaux étaient amenés de la moelle au grand sympathique par les rami communicantes.

Il admettait un centre spécial pour les membres postérieurs, mais Navrocki, en 1878, démontra qu'il y avait un centre commun pour les quatre membres, et ce centre se trouve localisé dans la moelle allongée.

Presque en même temps, Luchsinger, qui expérimentait de son côté, arrive à une conclusion opposée, confirmant ses idées antérieures, à savoir qu'il existe dans la moelle des centres multiples pour la sécrétion sudorale, et que l'existence de ces centres est un fait expérimentalement établi.

Adamkievicis[1], en 1878, établit que la fonction sudorale est une fonction propre liée à une action nerveuse spéciale. Il rejette l'action circulatoire dans la production de la sueur. Cette hypothèse peut en effet se justifier, car l'absence de la circulation n'occasionne même pas de différence dans le degré, ni de retard dans la production de ces sueurs.

La moelle allongée lui paraît un centre commun pour les quatre membres. Son excitation produit des sueurs générales, alors même qu'on a sectionné la moelle dorsale ou lombaire.

Et, du résultat de toutes ces expériences, il faut conclure, dit M Bouveret[2], que la sécrétion sudorale est une fonction comme la sécrétion salivaire et, probablement toutes les sécrétions, indépendante de la circulation ou des variations thermiques et gouvernée par des nerfs spéciaux, nerfs excito sudoraux, comme les a dénommés Vulpian.

Cependant, toutes les sueurs ne sont pas soumises à l'action du système nerveux, et il y a lieu de distinguer entre ce que Bouveret appelle la perspiration cutanée, qui s'effectue sans l'intermédiaire des nerfs excito-sudoraux, et les sueurs morbides qui, d'après le même auteur, sont à peu près toujours réflexes. Et il donne à ces réflexes des points de départ multiples : viscères thoraciques et abdominaux, muqueuses, plexus du sympathique. Il y a cependant des cas, dit il, où il est très difficile de découvrir la vraie cause de ces sueurs.

On peut présumer que les causes morbides peuvent, pour provoquer la sueur, agir de deux façons : exciter les nerfs accélérateurs ou paralyser les nerfs modérateurs.

Vulpian, du reste, avait discuté ces hypothèses sur la pathogénie des sueurs fébriles : « Il nous est impossible, disait-il, de

[1] Die secretion des schweisses eine bilatéral symmetrische nerven. function. Berlin, 1878.

[2] Bouveret ; Thèse d'agrégation, 1880.

déterminer directement si la cause pyrétogène provoque la sueur dans une certaine période des états fébriles, en paralysant les éléments nerveux modérateurs de la sécrétion sudorale, ou bien en stimulant les éléments nerveux incitateurs de cette sécrétion ».

Depuis, l'existence des fibres excito-sécrétoires est démontrée, et celle des fibres modératrices reste très probable.

CHAPITRE III.

Valeur des sueurs avec apyrexie au point de vue du diagnostic de la phtisie.

Bien plus fréquentes et plus abondantes aux périodes avancées de la tuberculose, il est rare qu'elles fassent défaut au début même de la maladie (Bouveret). Quand il s'y ajoute de l'amaigrissement, de la perte des forces, c'est un signe d'une certaine valeur. Fonssagrives a dit des sueurs des phtisiques, qu'elles étaient les plus constantes et les plus remarquables entre toutes les sueurs symptomatiques, et Louis n'avait noté leur absence qu'une fois sur dix. Au début du mal, elles peuvent affecter toutes sortes de formes; elles peuvent être modérées et partielles, se montrant de préférence à la région dorso-lombaire, à la tête, à la poitrine, aux mains; elles peuvent être très abondantes, généralisées à tout le corps et venir par crises, à des intervalles réguliers. Elles apparaissent à certaines heures, surtout pendant la nuit, pendant le sommeil ; ce sont des *sueurs hypniques*, selon l'expression de Delioux. — Pour Peter, c'est seulement au moment du réveil qu'elles s'effectueraient[1] .

«Elles ont, dit Battle, une réelle valeur diagnostique, surtout si elles sont précoces et si elles revêtent des caractères particuliers».

[1] Williams : Union médicale, 1883.

« N'est-il pas évident, en effet, dit Legougeux, que ce phénomène, se montrant sans aucune provocation extérieure, doit aussitôt appeler l'attention du côté de la poitrine? Et quand même on ne rencontrerait alors aucun signe physique appréciable, si le malade perd ses forces et son embonpoint, s'il a les traits quelque peu altérés, s'il éprouve depuis quelques semaines une petite toux, n'a-t-on pas de bien fortes raisons pour craindre un commencement de tuberculisation [1] ».

Nous croyons avoir assez insisté sur ce signe de tuberculisation au début, signe très important et dont la valeur, reconnue par la plupart des auteurs, ne peut être contestée.

Nous pensons, avec Bouveret, Legougeux, Battle, qu'il est caractéristique de la période tuberculeuse du début, mais il paraît difficile d'accepter la manière de voir de certains auteurs, Balhaut, Peter, etc, qui prétendent que la fièvre et les sueurs marchent toujours ensemble, qui vont même jusqu'à dire que ces sueurs sont dues à la fièvre.

Mais qu'est-ce que la fièvre ?

Déjà, dans l'antiquité, Hippocrate et Galien la connaissaient et, pour eux, le mot fièvre équivalait au sens de chaleur ; Galien disait que l'état pyrétique est une augmentation contre nature de la chaleur du corps, un changement de la chaleur innée ou congénitale en chaleur plus ardente.

L'état fébrile, dit à son tour Fernel, implique toujours une élévation thermique interne, et Grimaud, qui s'étonne qu'un esprit comme Fernel n'ait pas su concilier dans le même processus fébrile le stade de frisson et le stade de chaleur, s'évertue à prouver que l'essence même de la fièvre est l'augmentation de chaleur. Plus tard, il a été démontré que l'élévation thermique n'est nullement l'essence de la fièvre, mais en est son principal

[1] Peter ; Clinique médicale, tom. II, pag. 362.

symptôme, son caractère pathognomonique, et subordonner tous les symptômes fébriles à un seul, *l'élément thermique*, les faire tous provenir de lui par voie de filiation pathogénique directe, est une hypothèse gratuite démentie par l'observation.

« La fièvre, dit Wunderlich, est un ensemble, un complexus de phénomènes généraux, dont l'élévation de la température constitue peut-être l'élément le plus important ».

Peter en fait un signe de diagnostic de la tuberculisation pulmonaire à la première phase. « C'est surtout dès les premiers temps de l'évolution tuberculeuse qu'il est intéressant de découvrir cette hyperthermie ». Il reconnaît cependant qu'elle est peu accentuée à cette époque, mais il déclare que : « c'est un moyen matériel, facile et précis de diagnostiquer la tuberculisation commençante ».

Mais, aujourd'hui, les notions sur la pathogénie de la fièvre ont changé. « La fièvre, dit Cuffer, [1] est l'indice de la présence, dans notre organisme, de principes qui sont incompatibles avec la vitalité normale des cellules ; elle montre l'effort que fait l'organisme pour résister à cet envahissement, et son intensité est en rapport avec l'importance des principes nocifs qui se sont introduits en nous ».

Il y a donc, d'après cette dernière définition, envahissement de l'organisme par des principes qui substituent leur vitalité à celle des cellules ; il y a lutte, et de cette contagion résulte une modification dans l'élévation thermique. Le plus souvent, c'est une ascension de la colonne de mercure, parfois très peu de différence dans les changements de la température, d'autres fois, apyrexie complète.

Comment expliquer cette anomalie ?.

Les microbes, dit Arloing, secrètent des produits solubles ou

Couffer ; Essai de thérapeutique. Revue de Médecine, 1891, n° 6.

fabriquent des substances qui imprègnent le milieu ambiant, se répandent dans tout l'organisme et vont produire, souvent sur des points très éloignés, des accidents jadis imputés aux microbes eux-mêmes. On a constaté en effet dans l'organisme des effets des sécrétions microbiennes. Ces produits imprègnent tous les tissus transportés par le sang ou la lymphe, ou se répandent par imbibition.

On a également remarqué depuis longtemps chez les individus, atteints de maladies infectieuses, que certains groupes ganglionnaires peuvent se tuméfier, s'enflammer, sans qu'on puisse déceler à leur intérieur la présence du microbe pathogène. Cette action à distance trouve une explication dans les poisons microbiens solubles qui diffèrent suivant les espèces d'où ils émanent, et leurs effets sur l'organisme sont également différents suivant le terrain, le degré d'infection, et la virulence.

Mais ce qui, dans la fièvre, joue le rôle le plus important, c'est le système nerveux vaso-moteur.

Son action, dans la pathogénie de la fièvre, est primordiale; il active, ralentit ou modifie, suivant ses degrés d'excitation, les processus nutritifs et les phénomènes physico-chimiques thermogènes qui l'accompagnent.

Il y a, dit-on, dans la fièvre excès dans les combustions, excès dans l'élimination d'acide carbonique par l'appareil respiratoire, excès dans l'excrétion des matières albuminoïdes, sous forme d'urée et d'acide urique, et ces diverses combustions ont pour effet d'augmenter la température. Mais, parfois, il en est tout autrement. Le travail dénutritif n'est pas toujours également prononcé ; des facteurs, autres que ceux qui président aux combustions interstitielles normales, peuvent intervenir ; rétention plus grande et déperdition moindre de calorique ; contractions musculaires ou mouvement ne produisant pas de travail mécanique et transformé en chaleur; dépression du système nerveux, à la suite de la résorption de produits toxiques n'ayant pu être éliminés par les voies naturelles, etc.

Envisagées dans leur ensemble, les fièvres, qu'elles soient symptomatiques ou primitives, auraient une étiologie commune, l'infection ou l'intoxication ; elles ne différeraient que par la porte d'entrée du poison.

Le principe toxique, transporté par le sang, agirait sur le système nerveux et, en le modifiant, produirait le processus fébrile.

Mais il peut se faire aussi que ce poison, provenant d'une source d'infection, au lieu de provoquer une réaction du système nerveux vaso-moteur, produise une dépression, une catalepsie des fibres sensitives. Il peut se faire que, sous l'influence des toxines versées dans le torrent sanguin, le système nerveux, placé dans des conditions spéciales de faiblesse ou de dépression, soit complètement annihilé dans son action thermogénique et ne recouvre son activité que lorsque les toxines ont été éliminées.

En outre, M. le professeur Teissier, de Lyon, dans son article de la *Semaine médicale* du 28 avril 1894, publie un article où il rend compte de certaines maladies infectieuses : pneumonie, rhumatisme, dothiénentérie, évoluant d'habitude avec élévation de la température et se présentant sous forme de pyrexies véritablement apyrétiques.

Dans une pneumonie à forme classique lobaire ou pseudolobaire, il trouve des températures de 36°,7, de 36°,4, et la température, dit-il, ne revient à la normale qu'au neuvième jour, période habituelle de défervescence thermométrique dans la pneumonie.

N'a-t-on pas observé aussi, et de la façon la plus minutieuse, que la scarlatine peut, elle aussi, évoluer sans fièvre apparente ; il en est de même des accès paludiques que l'on a vus nettement se produire avec une température de 36°,5, 36°,2, même 35°,9.

Dans la dothiénentérie, semblables faits ont été observés. M. le professeur Potain, en particulier, en a rapporté quelques simples observations. Cette anomalie d'une fièvre sans fièvre a été observée à l'étranger par von Gerloczy, par Wendlens, par

Fürbunyer); il rapporte notamment un cas qui, durant l'évolution de l'infection, a présenté une température constamment au-dessous de la normale physiologique, pour regagner ensuite des températures régulières à mesure que la guérison se confirme. C'est, dit M. Teissier, un type de pyrexie véritablement apyrétique.

Mais, ajoute cet éminent praticien, la maladie qui évolue le plus habituellement sans ascension du thermomètre, c'est la grippe. Et il est bien loin de conclure à une forme bénigne de la maladie lorsque la température descend. Il déclare même que les toxines trouvés, émanant du bacille de la grippe, ont une action hypothermisante toute spéciale.

Il est donc démontré que certaines maladies infectieuses au plus haut degré sont susceptibles d'évoluer sans fièvre, en dehors de toute complication et de toute tendance au collapsus, et que, si ces évolutions singulières répondent à des infections bénignes, elles peuvent coïncider aussi avec des formes de la plus haute gravité.

Ne peut-il pas en être de même de l'infection tuberculeuse aiguë? Pourquoi n'admettrions-nous pas, dans la phtisie, qui est une maladie contagieuse et infectieuse, ce qui est déjà démontré pour d'autres infections ?

Diverses hypothèses ont été mises en avant pour expliquer la pathogénie de cette hypothermie.

La première à mentionner est celle qui invoque une réaction anormale des centres régulateurs thermiques. Il n'est point invraisemblable, en effet, d'admettre que, suivant le degré de virulence des germes infectieux, ces centres puissent êtres excités ou paralysés; à une virulence forte correspondrait l'excitation avec hyperthermie ; à une virulence maxima, la paralysie avec défaut de réaction fébrile, ou même hypothermie.

D'après M. Bouchard, les substances toxiques éliminées par les urines ont, les unes, une action hyperthermisante; les autres, une influence hypothermisante, et c'est à la rétention de certaines de ces substances, au détriment des autres, qu'il faudrait attribuer l'hypothermie.

Nous ne nous faisons pas d'illusion sur la difficulté que nous éprouvons à résoudre le problème dans le cas qui nous intéresse.

D'une part, sueurs très abondantes siégeant sur tout le corps ; d'autre part apyrexie.

Comment concilier ces deux facteurs ?

Très vraisemblablement, il s'agit de véritables accès fébriles sans fièvre, produits par de brusques mouvements de désassimilation, qui jettent dans la circulation une certaine quantité de substance toxiques susceptibles d'impressionner énergiquement les centres de régularisation thermique, en même temps qu'une paralysie des vaso-dilatateurs.

L'abaissement de la température peut être dû à une double cause : soit à une évaporation intense au niveau de la surface cutanée, soit à une rétention prolongée de substances toxiques dans le torrent circulatoire par suite de l'insuffisance rénale relative.

Mais n'est-il pas très admissible que les mêmes troubles se produisent sous l'influence de l'action des toxines sécrétées par le bacille de Koch ? Serait-il irrationnel d'admettre que, dans certains cas restant à spécifier, les matériaux de la désassimilation, résultant de l'infection cellulaire d'origine microbienne et accumulés dans l'organisme, puissent impressionner les centres calorigènes ou produire du côté de la peau des accidents de vaso-dilatation en même temps qu'un abaissement de température.

Ughetti [1] (de Catane) « déclare que, dans toutes les maladies infectieuses avec fièvre, on a trouvé des bactéries dans le sang, et que dans les affections apyrétiques on n'en trouve pas », et il

[1] Gley : Archives de physiologie norm. et pathol., 1875.

admet que la fièvre n'est pas causée par une substance pyrétogène, mais est en rapport avec la présence de parasites dans le sang. Il critique avec véhémence les expériences d'où il résulte qu'il existe des poisons microbiens thermogènes ; la tuberculine même ne trouve pas grâce devant lui. « Si, chez l'animal sain, elle provoque la fièvre, c'est en raison des impuretés qu'elle renferme et dont il serait si difficile de la débarrasser ».

Chez les malades tuberculeux ou lépreux, *la fièvre dépend de la réaction inflammatoire* locale que détermine l'infection. Les toxines bactériennes, loin d'élever la température, tendent plutôt à déprimer les centres nerveux.

« Quant à la fièvre engendrée par les produits fabriqués dans les cultures tuberculeuses, et grâce aux expériences de MM. Charrin et Rüffer, Serafini et Lucatello, Roussy, etc., j'ai constaté, dit Arloing, l'existence d'une période d'hypothermie précédant la période fébrile.

M. Koch a parlé d'une action dépressive sur le système nerveux observé sur lui-même.

Kostjurine et Krainsky ont fait des extraits aqueux et alcooliques pyrétogènes à petites doses, et hypothermisant à hautes doses.

De l'ensemble de tous ces faits que nous avons analysés, sueurs très abondantes d'une part, apyrexie d'autre part, dus à la sécrétion de toxines émanant du bacille de Koch, il nous est permis de formuler un diagnostic sûr.

Les expériences rapportées plus haut démontrent, du reste, que les toxines hypothermisantes sont susceptibles de jouer un certain rôle dans la production des phénomènes cliniques qui font l'objet de notre travail, et il y a lieu d'admettre que l'une des causes les plus importantes de ces apyrexies fébriles relève d'une accumulation des toxines dans l'organisme, d'une auto-intoxication de nature particulière (Landouzy) provenant d'un vice de nutrition des cellules, datant de l'époque de l'invasion des microbes et de l'infection par les toxines.

L'agent pathogène de la phtisie a donc fait sentir son action morbide sur l'appareil pulmonaire, puis sur l'organisme tout entier, particulièrement sur le système nerveux, les centres présidant aux fonctions de la sécrétion sudorale, les centres régulateurs de la thermogenèse, tout a été frappé dans sa constitution et dans son rôle.

Cette hypothermie est donc digne d'intérêt, et nous avons cru bien faire en l'étudiant à la période prætuberculeuse et au point de vue de la coïncidence des sueurs si abondantes et généralisées sur toute la surface cutanée.

OBSERVATION (personnelle).

Recueillie dans le service de M. Hermantier, médecin-major, Chevalier de la Légion d'honneur.

Adrien M..., soldat de la classe de 1891, âgé de 23 ans, de Giroussin (Tarn), se trouve sous les drapeaux depuis cinq mois.

Il a été ajourné une première fois pour faiblesse constitutionnelle.

Antécédents héréditaires. — Son père et sa mère vivent encore. Son père se porte bien, mais sa mère a toujours souffert de douleurs. — Il a eu une sœur qu'il a perdue vers l'âge de 9 mois.

Antécédents personnels. — Avant son arrivée au régiment, il déclare n'avoir jamais été malade ; néanmoins sa santé n'a jamais été des plus robustes, et il était sujet, chaque hiver, à contracter facilement des rhumes.

Au moment de son incorporation, cet homme tousse beaucoup,

mais sans expectorer; il fait son service, mais il se sent parfois très fatigué et, de l'avis de ses camarades de chambrée, il tousse sans discontinuer pendant son sommeil.

Le 26 février, pour la première fois, il va à la visite. Reconnu, il est admis à l'infirmerie où il reste 4 ou 5 jours. De là, son état continuant à être grave, il est envoyé à l'hôpital où il entre le 3 mars jusqu'au 27. A sa sortie de l'hôpital, M. le médecin-major Hermantier le prend comme infirmier. Il fait ce service avec facilité, mais non sans éprouver par intervalles une grande fatigue, et il se voit dans la nécessité de se faire porter malade une deuxième fois. Il est à remarquer en outre que, durant la période que cet homme a passée à l'infirmerie en qualité d'infirmier, il n'a cessé de tousser. — A ce moment, son état paraissant grave, il est envoyé à l'hôpital pour la deuxième fois, et c'est à ce moment, le 27 mai, que nous avons pu observer chez lui ces crises sudorales avec apyrexie absolue, phénomène dont l'observation nous a servi de sujet pour notre travail inaugural.

Etat actuel. — A son arrivée à l'hôpital, notre malade est très faible Il se sent déprimé, abattu, ne peut faire le moindre mouvement sans éprouver une grande fatigue, et, par moments, il se voit obligé de prendre du repos.

La température, le 27 mai, jour de son entrée à l'hôpital, est de 37°,4. Dès ce moment, ce malade entre dans une période de sueurs abondantes qui apparaissent et quittent d'une façon irrégulière.

Les 28 et 29 mai, la température est au-dessous de la normale: 37° le 28 au soir; 36°,6 le 29 au matin et 36°,7 le soir.

Le 30 mai, la température est de 36°,8. Elle est donc au-dessous de la normale. On administre du bromhydrate de quinine à la dose de 0gr,60. Nulle modification thermique.

Le 31 mai, le matin à la visite, ce malade présente sa face ruisselante de sueur et déclare que dans la nuit il s'est éveillé avec la sensation que l'on éprouve dans un bain chaud. Il s'endort de nouveau lorsque tout est rentré dans l'ordre, mais vers 6 h. 1/2, alors qu'il est bien éveillé et qu'il se rend parfaitement compte de ce qu'il éprouve, il sent une forte sensation de chaleur, bientôt suivie de sueurs qui durent jusqu'au lever, qui a lieu vers 9 heures. Dans la journée, reposant ou non, il sue à peu près sans discontinuer.

Le 1er Juin. Même état.

2. Au matin, à la visite, le malade a le visage ruisselant de sueur. L'oreiller est mouillé et son corps inondé. Dans la nuit du 1er au 2, les sueurs ont cessé à 11 heures du soir. Le matin, à 6 heures, il a eu une sensation de chaleur et, immédiatement après, des sueurs. Le pouls est à 66, régulier. Le cœur serait normal, sans une petite altération du premier bruit et un petit souffle râpeux à la base. L'auscultation ne découvre rien. La température est de 36°,5 et le soir monte à 36°,8.

3. Même état, sauf dans la température, qui descend à 36°,3 et monte le soir à 36°,9.

4. Les sueurs ont commencé dans la soirée du 3, à 7 heures, usqu'à 11 heures. — Le matin, de 4 heures à 6 heures, nouvelle crise se renouvelant encore à 9 heures du matin. Le malade est inondé. Toute la journée, le malade est en moiteur. Néanmoins, l'appétit est satisfaisant, selle régulière. La température le matin est de 36°,8 et le soir de 36°,9.

5. Même état.

6. Même état, à 9 heures au moment de la visite, la figure est ruisselante ; le malade se sent très faible ; la température est de 36°,8. Comme traitement, on lui prescrit un cachet de quinine de 0gr,30 et un granule d'atropine de 0gr,001. Et alors le malade, au lieu d'avoir des sueurs continues comme les jours précédents, a trois crises franches à 10 heures, à 2 heures et à 3 h. 1/2.

Rien dans la soirée ni dans la nuit.

D'habitude, il avait des sueurs jusqu'à 11 heures du soir,

mais il y a dans leur apparition une notable différence, et elles n'apparaissent plus que par intervalles réguliers. Il se sent toujours très faible ; l'appétit est très satisfaisant, mais la toux sèche persiste.

A partir de ce moment, le malade sue beaucoup moins et la température est montée, le 7 au soir, à 37°,5, et il est à remarquer que, dès que la température a augmenté, les sueurs ont diminué. Le malade entre dans la période de convalescence. Cependant les crises sudorales sont toujours bien marquées par des sueurs perlant sur la face et par de la moiteur sur le corps. L'appétit est excellent, le pouls normal, régulier à 64 pulsations.

Le malade est en convalescence, et il est envoyé dans ses foyers pour une période de 20 jours. Il est rentré au corps bien portant et ne serait pas trop malheureux, dit-il, s'il n'était presque constamment enrhumé et s'il n'éprouvait une certaine fatigue à faire son service.

Nous avons suivi ce malade depuis sa sortie de l'hôpital et nous avons pu nous rendre compte de son état. Dans l'intervalle, il est rentré deux fois à l'hôpital ; la première fois, il a eu une fièvre franchement hectique et, la deuxième fois, après une élévation thermométrique due à la maladie aiguë, la grippe ; sa température est constamment restée au-dessous de la normale, et il n'a recommencé à se trouver en bon état que lorsque la température est parvenue à 37°.

En ce moment, le malade est dans un état relativement satisfaisant. Il fait son service, mais il éprouve une certaine difficulté dès qu'il est obligé de faire un surcroît de travail. Il a maigri notablement et, à la vue, nous constatons une légère dépression du côté du sommet droit.

De plus, la percussion nous a révélé une submatité très marquée allant jusqu'au niveau de la deuxième côte, en avant, et siégeant dans la fosse sus-épineuse en arrière.

A l'auscultation, nous trouvons, au sommet droit, une respiration soufflante; l'inspiration est rude, l'expiration très prolongée. Au-dessous de la clavicule, on entend de petits râles sous-crépitants fins et parfois une respiration saccadée.

En arrière, les mêmes signes se révèlent, le souffle est même plus accentué.

L'aspect général du malade n'est pas toutefois mauvais, mais il maigrit, quoique son appétit soit bon et qu'il mange bien ; il tousse, et c'est toujours cette petite toux sèche du début; il expectore, mais en petite quantité. En outre, il se fatigue très facilement et se trouve très impressionné par les changements subits de température.

L'examen des crachats a été fait par M. Guérin, interne des hôpitaux de Montpellier, et a révélé la présence du bacille spécifique de la tuberculose. En présence de tous ces faits, surtout de l'examen bactériologique des crachats, nous pouvons conclure que notre malade est en possession de la bacillose à la première période.

Pouls	Tempér.	23 Mai	24	25	26	27	28	29	30	31		1 Juin	2	3	4	5	6	7
200	42°																	
180	41°																	
160	40°																	
140	39°																	
120	38°																	
100	37°																	
80	36°																	
60	35°																	

Bromhydrate de quinine 0,60

Sulfate quinine 0,80

id

id

id

CHAPITRE IV

En résumé, s'il nous faut tirer quelques conséquences du cas que nous avons observé et qui nous sert de sujet, nous dirons que les sueurs sont l'apanage des phtisiques à n'importe quelle période, mais qu'elles peuvent revêtir certains caractères particuliers.

Elles peuvent, suivant les cas, être plus abondantes, plus généralisées et surtout revêtir un aspect spécial, se manifestant sous la forme de crises.

Elles sont sous la dépendance immédiate du système nerveux. Leur abondance et leur siège varient suivant le degré d'excitation ou de modération des vaso-dilatateurs ou des vaso-constricteurs, dont les centres déterminés, règlent l'action et, selon l'excitation ou la dépression, produisent une sécrétion sudorale plus ou moins abondante.

Nous pouvons dire, en outre, que, si ces sueurs s'accompagnent le plus souvent de fièvre, elles peuvent, dans la période prætuberculeuse de la phtisie, coïncider avec une apyrexie complète sans que le diagnostic prête à contestation. Nous savons bien toutefois que la période initiale de la phtisie est marquée par de la fièvre, mais nous n'hésitons pas à avancer que, dans certaines maladies infectieuses, principalement dans la période prætuberculeuse de la phtisie, la fièvre peut faire défaut.

C'est ce que nous avons observé dans notre cas, et du résultat des signes cliniques que nous ont révélés l'auscultation et la percussion, et de la marche ultérieure de la maladie, nous pouvons tirer cette conclusion : que nous nous sommes trouvés en présence d'une forme intéressante de la période prœtuberculeuse de la phtisie pulmonaire.

En effet, ce malade présente aujourd'hui tous les caractères de la spécificité tuberculeuse : amaigrissement, perte de forces, signes stéthoscopiques de tuberculisation, et l'examen bactériologique des crachats y a révélé la présence du bacille de Koch.

www.ingramcontent.com/pod-product-compliance
Lightning Source LLC
LaVergne TN
LVHW012019160826
845678LV00002B/922

9782329660097